AF454861

TRAITÉ DES MALADIES

DES

ARTICULATIONS.

Les Appareils dessinés dans cet Atlas se trouvent :

A LYON, chez M. BLANC, fabricant d'instruments de chirurgie, rue Bourgchanin, 2 ;

Et à PARIS, chez M. CHARRIÈRE, fabricant d'instruments de chirurgie, rue de l'Ecole-de-Médecine, 9.

LYON. — IMP. DUMOULIN, RONET ET SIBUET.

TRAITÉ DES MALADIES

DES

ARTICULATIONS

PAR

A. BONNET,

PROFESSEUR DE CLINIQUE CHIRURGICALE A L'ÉCOLE DE MÉDECINE DE LYON,
EX-CHIRURGIEN EN CHEF DE L'HÔTEL-DIEU DE LA MÊME VILLE,
MEMBRE CORRESPONDANT DE L'ACADÉMIE ROYALE DE MÉDECINE DE PARIS.

ATLAS

DE 16 PLANCHES CONTENANT 58 DESSINS.

PARIS.

J. B. BAILLIÈRE, LIBRAIRE, rue de l'École de Médecine | GERMER BAILLIÈRE, LIBRAIRE, rue de l'École de Médecine.

LYON.

CHARLES SAVY JEUNE, LIBRAIRE-ÉDITEUR,
PLACE LOUIS-LE-GRAND, 14.

1845.

Injections forcées dans les articulations. Ière Pl.

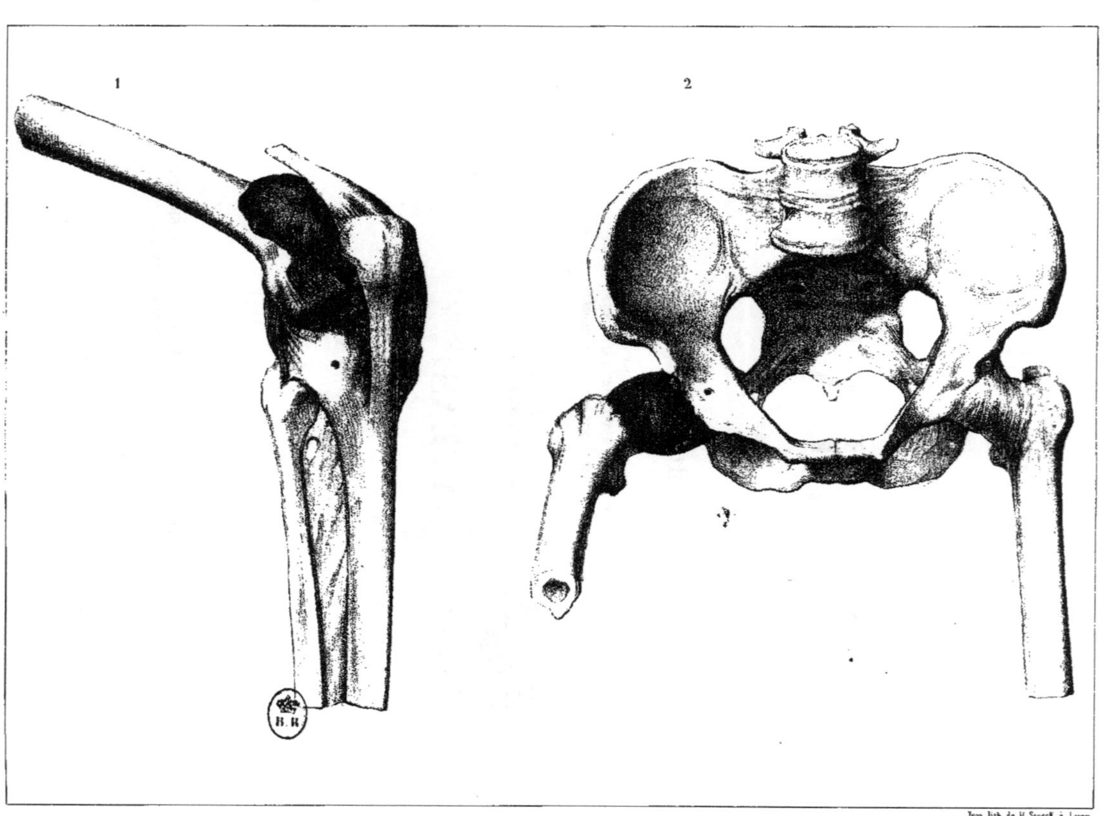

Imp. lith. de H. Storck, à Lyon.

1. Articulation du genou dans laquelle on a pratiqué une injection de matière coagulable.
2. Articulation de la hanche droite dans laquelle on a pratiqué la même injection.

Injections forcées dans les articulations. III.e Pl.

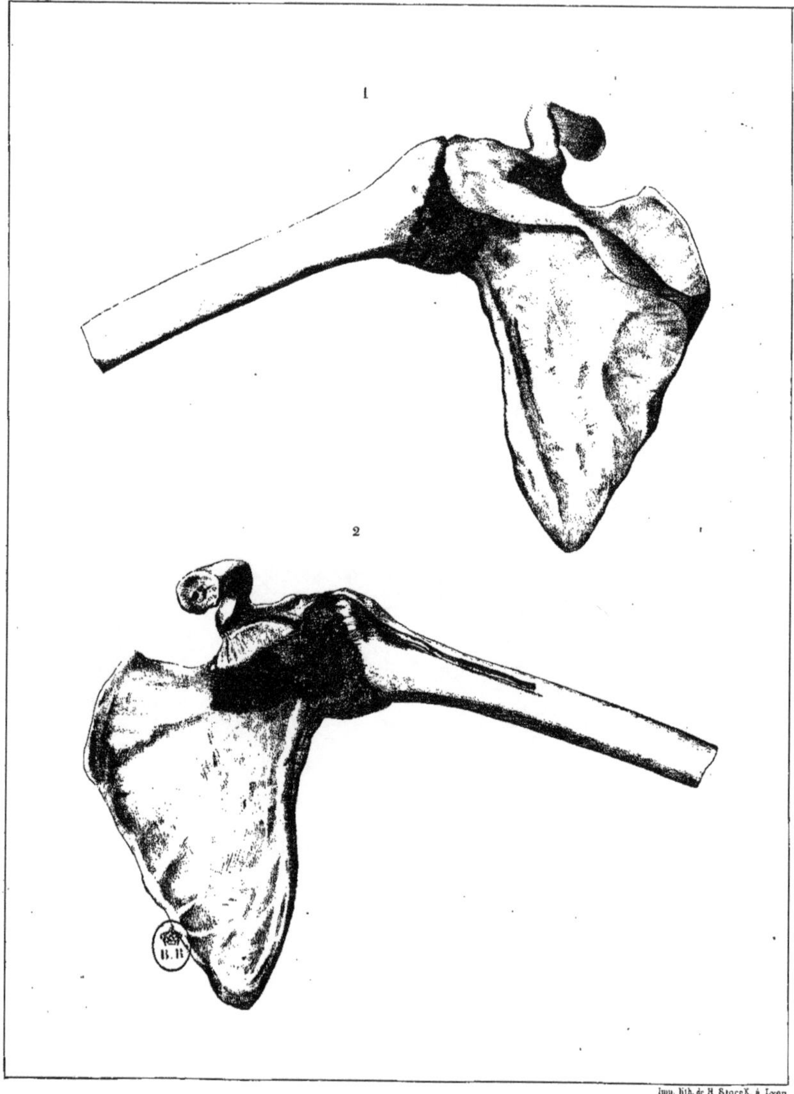

Imp. lith. de H. Storck, à Lyon.

1 Articulation de l'épaule vue par derrière dans laquelle on a pratiqué une injection forcée de matière coagulable.

2. idem . . . vue par devant.

Positions dans les maladies articulaires. Vᵉ Pl.

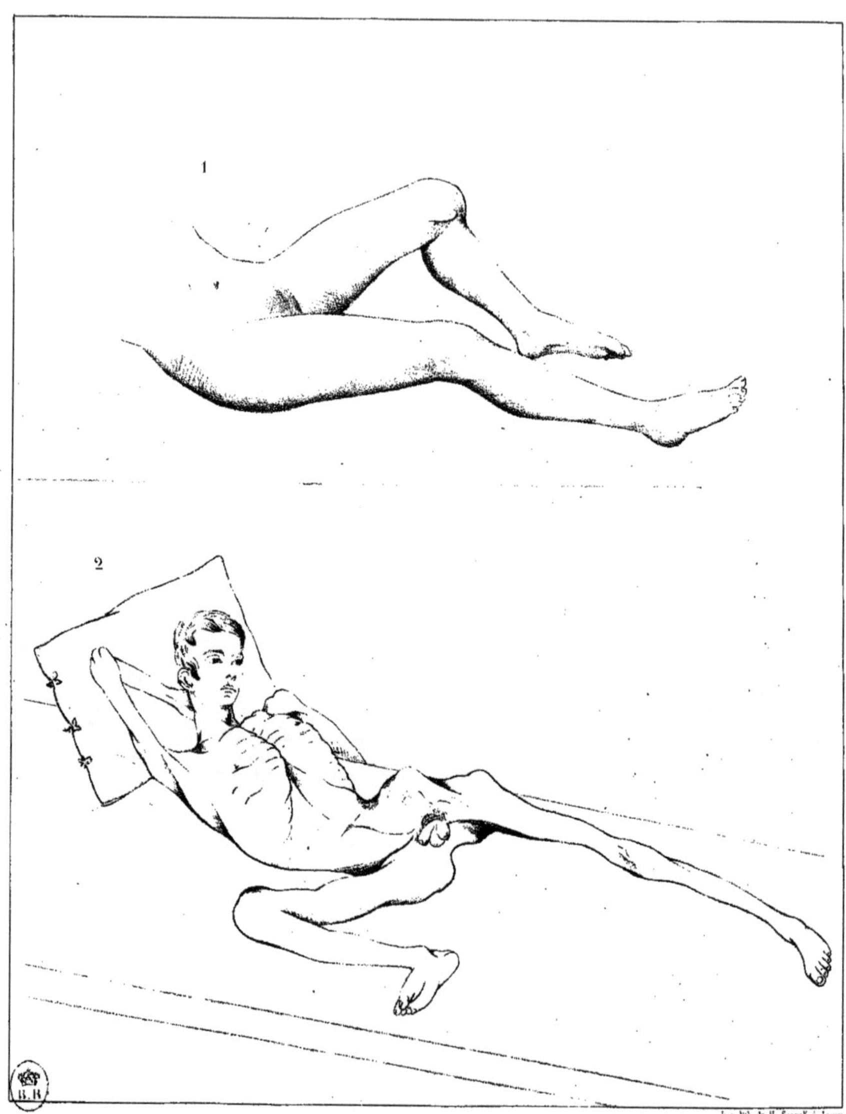

Imp. lith de H. Storck, à Lyon

1. *Maladie du genou dans laquelle le membre inférieur repose sur la face externe du talon.*
2. *Maladie du genou dans laquelle le membre inférieur repose sur toute l'étendue de sa face externe.*

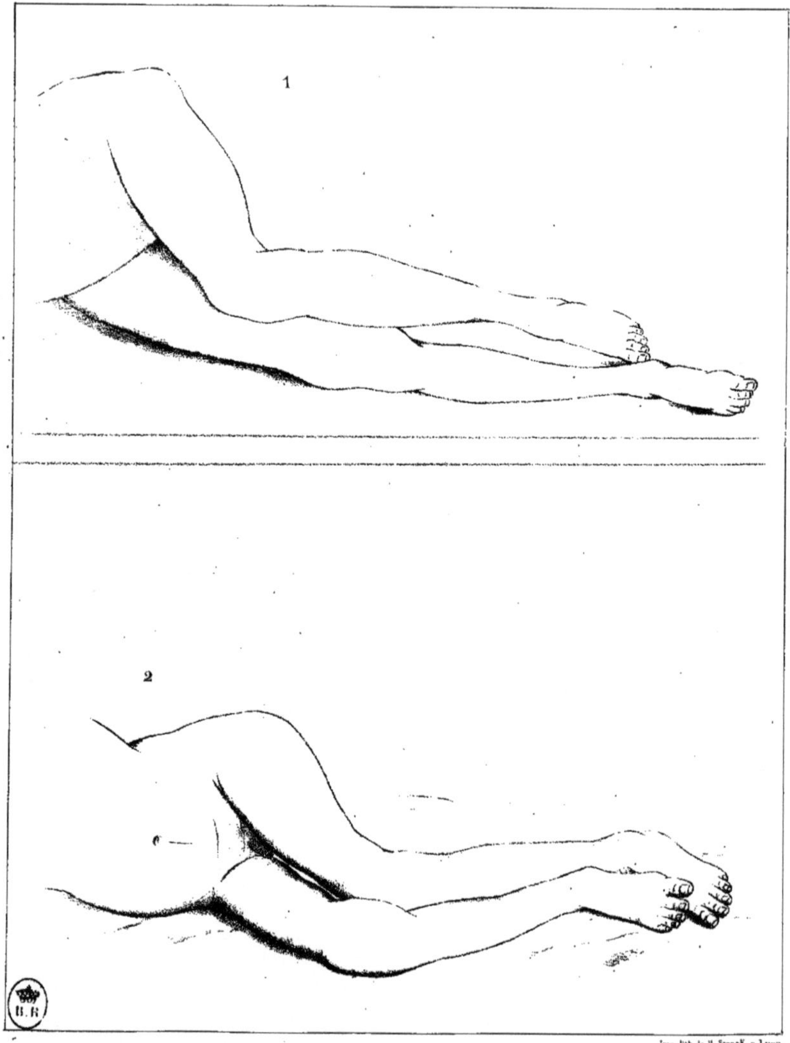

Imp. lith. de H. Storck, à Lyon.

1. *Maladie de la hanche gauche, avec luxation sur l'os des iles, dans laquelle la cuisse malade, maintenue dans la flexion, l'adduction et la rotation en dedans, repose sur la cuisse saine.*
2. *Maladie de la hanche gauche, sans luxation, dans laquelle la cuisse malade, également fléchie et portée dans l'adduction et la rotation en dedans, ne repose pas sur la cuisse saine.*

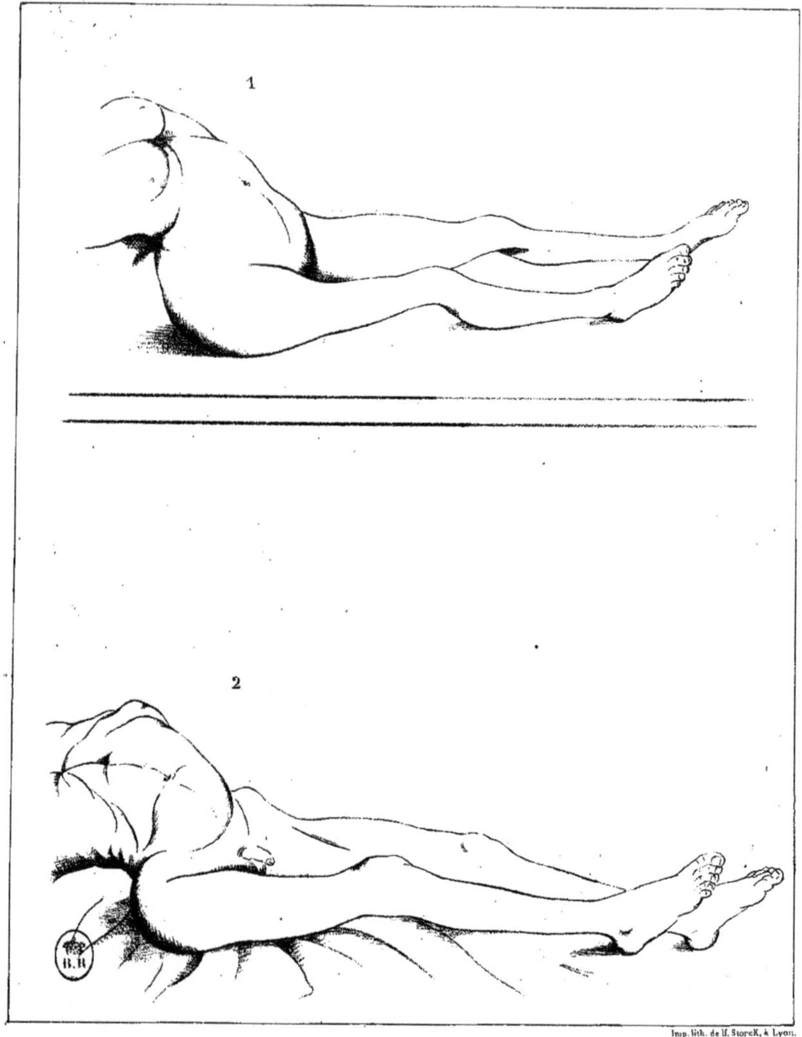

Imp. lith. de H. Storck, à Lyon.

1. Maladie de la hanche droite avec raccourcissement, sans luxation, dans laquelle le membre inférieur est maintenu dans la flexion, l'adduction et la rotation en dedans.

2. Maladie de la hanche droite avec luxation sur l'os des iles, dans laquelle le membre inférieur est également maintenu dans la flexion, l'adduction et la rotation en dedans.

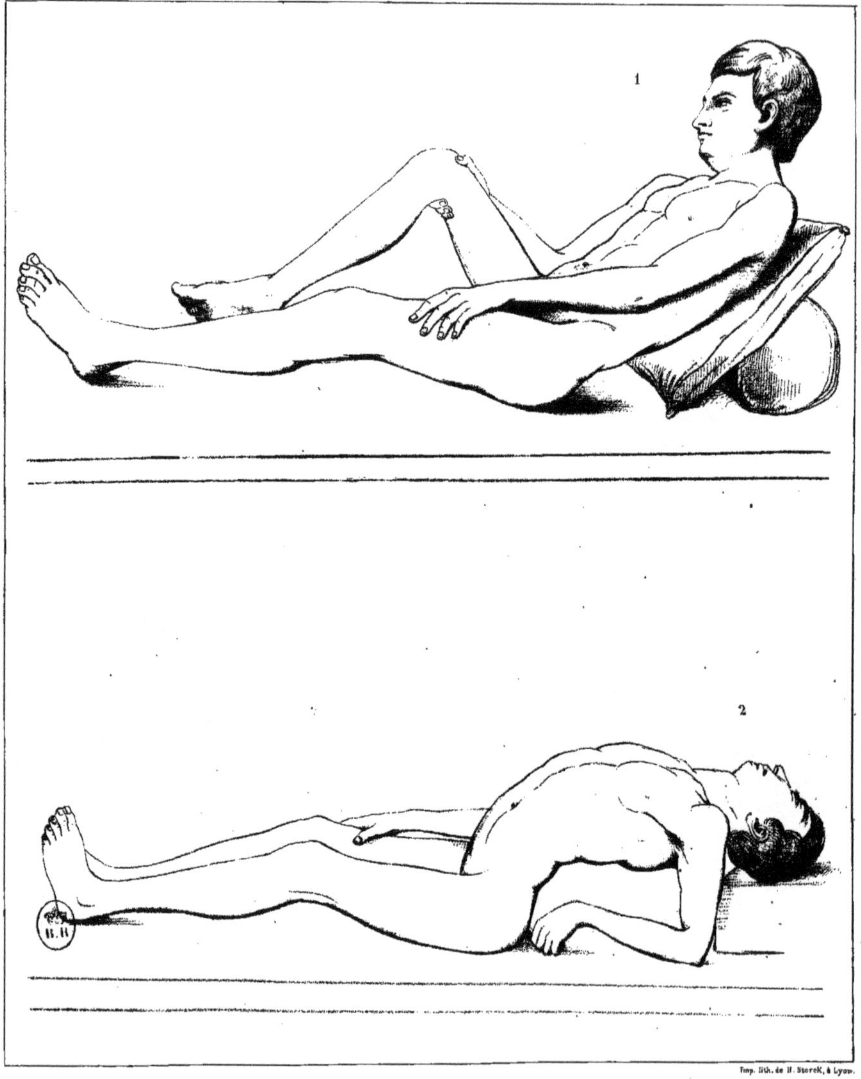

Imp. lith. de H. Storck, à Lyon.

1. *Ankylose à angle droit de la cuisse droite avec le bassin, dessinée pendant que le membre malade et le tronc ne reposent pas sur le plan du lit.*

2. *Même ankylose dessinée pendant que les membres inférieurs et le tronc sont étendus autant que possible sur le plan du lit.*

Positions dans les maladies articulaires X.e Pl.

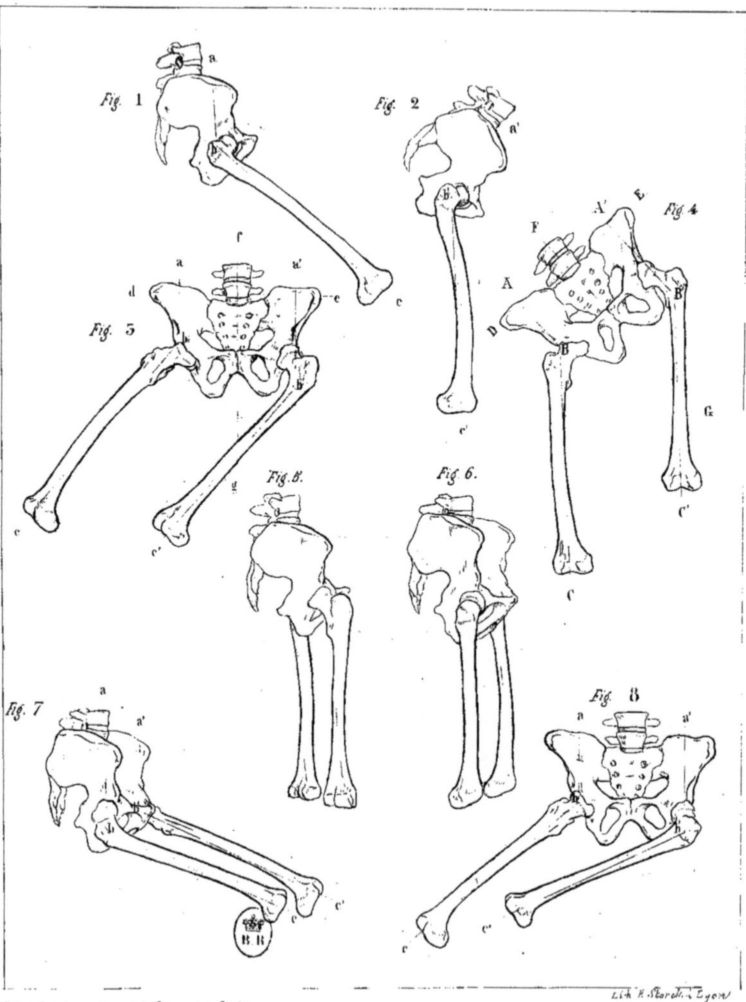

Lith. H. Storck à Lyon

Fig. 1. Bassin sur lequel le fémur est fléchi.
" 2 Dessin n.º 1 calqué en donnant au fémur une position verticale.
" 3 Bassin sur lequel les deux fémurs sont portés à droite.
" 4 Dessin n.º 3, calqué en donnant aux fémurs une position verticale.
" 5 Bassin dans lequel les 2 fémurs sont tournés de manière que leurs faces postérieures regardent en arrière du côté droit.
" 6 Dessin de la même pièce, fait sous un autre point de vue.
" 7 Bassin sur lequel les deux fémurs sont fléchis; le coté gauche du bassin étant plus antérieur que le droit, le fémur correspon.t paraît plus long.
" 8 Bassin sur lequel les deux fémurs sont portés à droite; le gauche étant plus incliné dans ce sens paraît plus court.

Positions dans les maladies articulaires. XIe Pl.

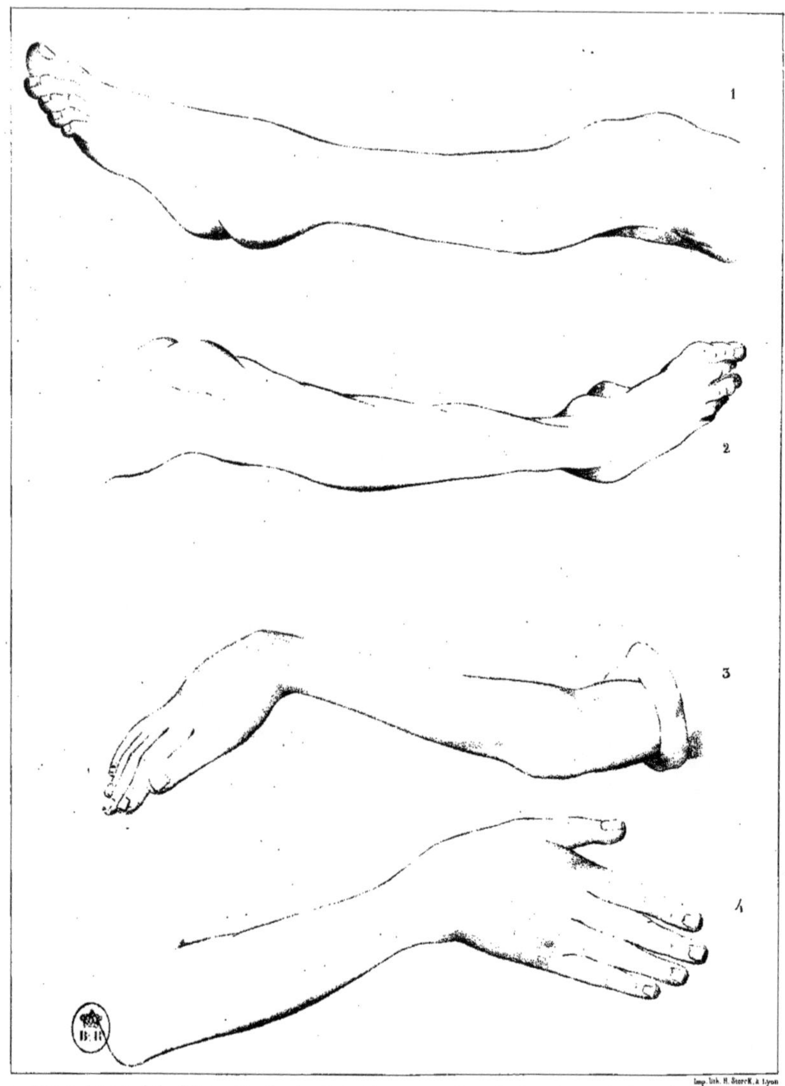

Imp. lith. H. Storck, à Lyon

1. *Maladie de l'articulation Tibio tarsienne dans laquelle le pied, reposant en arrière sur le talon, est fortement étendu sur la jambe.*
2. *Maladie de l'articulation Tibio tarsienne dans laquelle le pied, reposant sur la face externe du talon, est renversé en dedans et étendu sur la jambe.*
3. *Maladie de l'articulation du poignet dans laquelle la main est fléchie sur l'avant bras.*
4. *Maladie du poignet dans laquelle la main est inclinée sur le côté cubital de l'avant bras.*

Appareils dans les maladies articulaires. XIIe Pl.

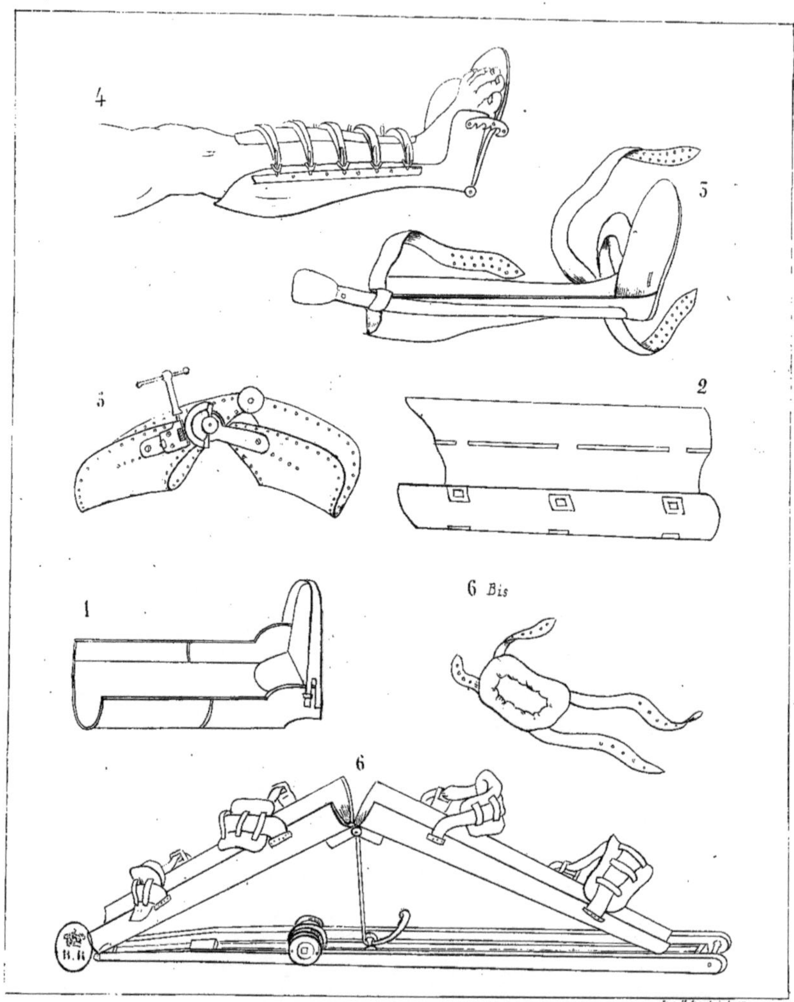

Fig. 1. Gouttière en cuivre de Ambroise Paré.
„ 2 id de Heister.
„ 3 id en cuir de Wilson Gavin.
„ 4 id en fer battu de Ravaton.
„ 5 id articulée de Bouchet de Lyon, pour le redressement du genou.
„ 6. id articulée de Delpech, pour le redressement du genou
„ 6 Bis. Coussin destiné à fixer le genou dans la gouttière de Delpech.

Appareils dans les maladies articulaires XIIIe Pl.

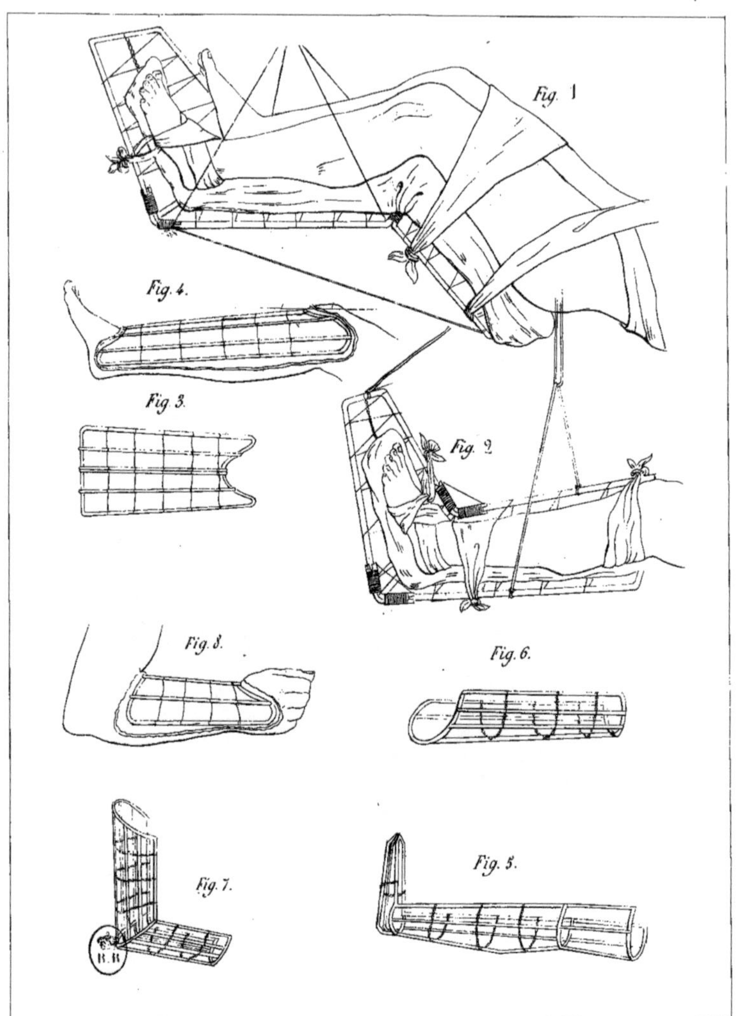

Lith. H. Storck, Pl. du Plâtre Lyon.

Fig. 1 Planchette de M. Mayor, pour immobiliser les deux membres inférieurs.
„ 2 .... id .... pour suspendre et supporter le pied et la jambe.
„ 3 .... id .... destinée à être convertie en gouttière pour l'avant-bras.
„ 4 Gouttière de M. Mayor, pour la partie antérieure de la jambe.
„ 5 .... id .... pour immobiliser le genou ou le pied.
„ 6 .... id .... pour la partie postérieure de la cuisse
„ 7 .... id .... pour immobiliser le coude.
„ 8 .... id .... pour l'avant-bras et le poignet.

Appareils dans les maladies articulaires. XIVᵉ Pl.

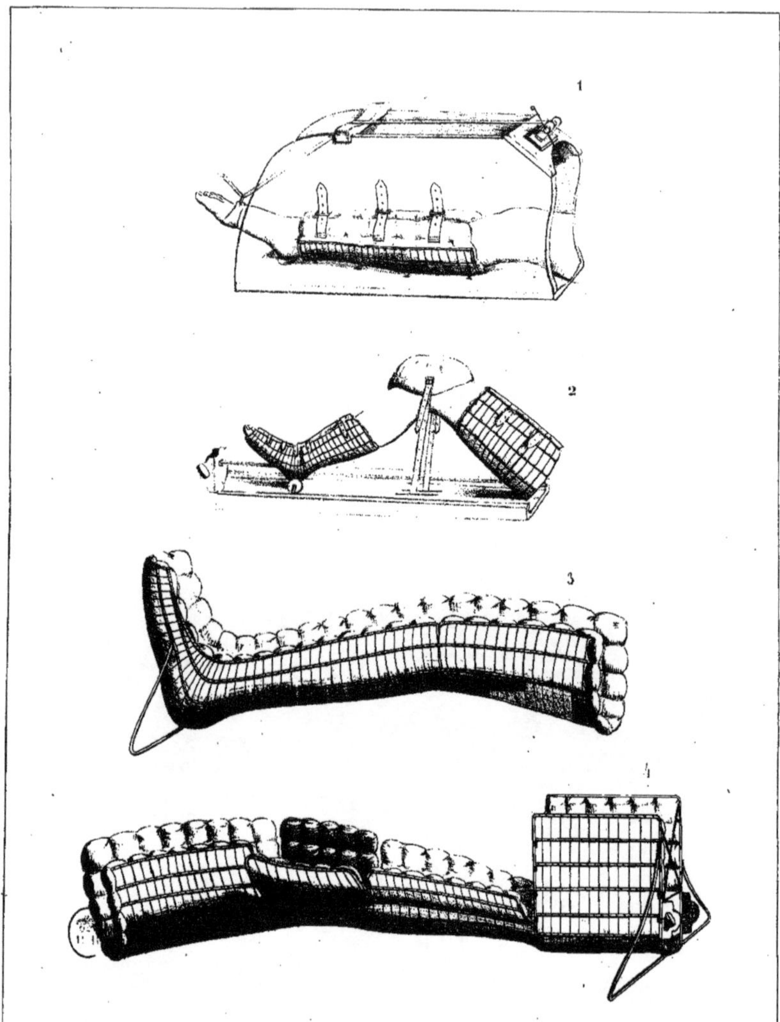

1. *Appareil de l'auteur pour relever le pied fortement étendu.*
2. *Appareil pour redresser le genou fléchi.*
3. *Gouttière de l'auteur pour immobiliser le genou ou l'articulation du pied.*
4. *Autre gouttière de l'auteur pour exercer une traction continue sur le membre inférieur et permettre de panser les plaies du genou, tout en maintenant cette articulation immobile.*

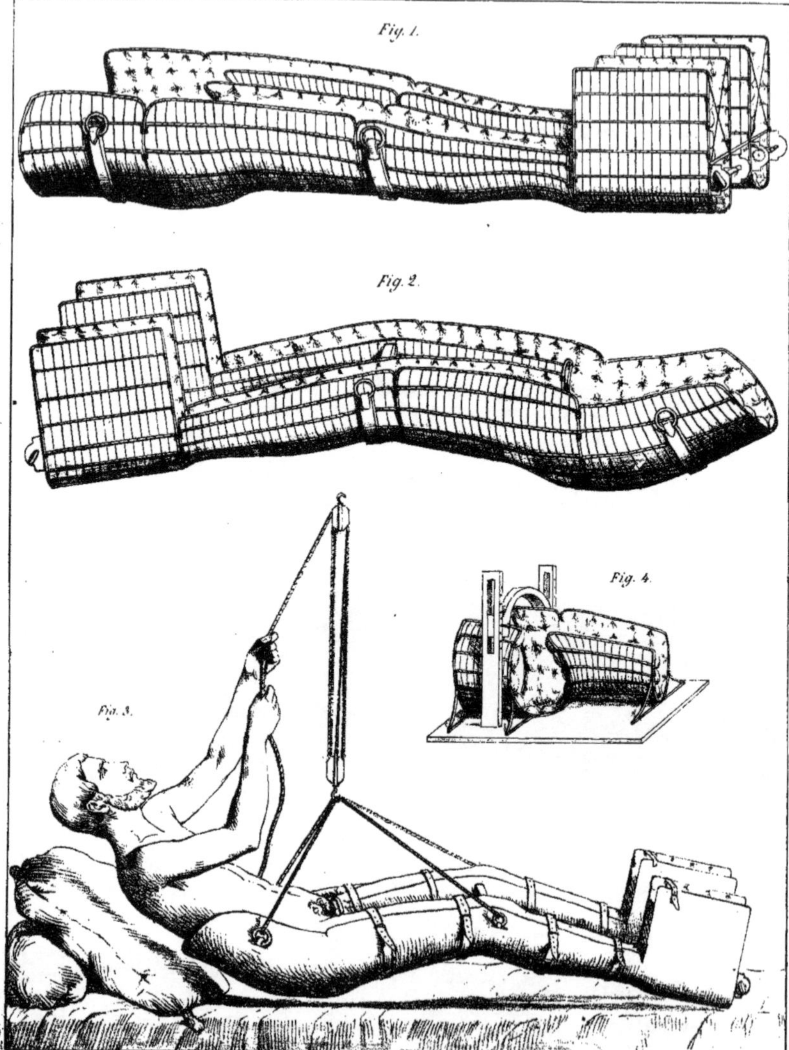

1° Appareil de l'auteur destiné à immobiliser le bassin et les deux membres inférieurs dans la position étendue.

2° Même appareil très légèrement fléchi.

3° Malade dans l'appareil représenté fig. 2, se soulevant à l'aide d'un moufle placé audessus de son lit.

4° Appareil de l'auteur destiné à fixer le bassin lorsqu'on veut imprimer des mouvements à la cuisse droite.

Appareils dans les maladies articulaires. XVI.e Pl.

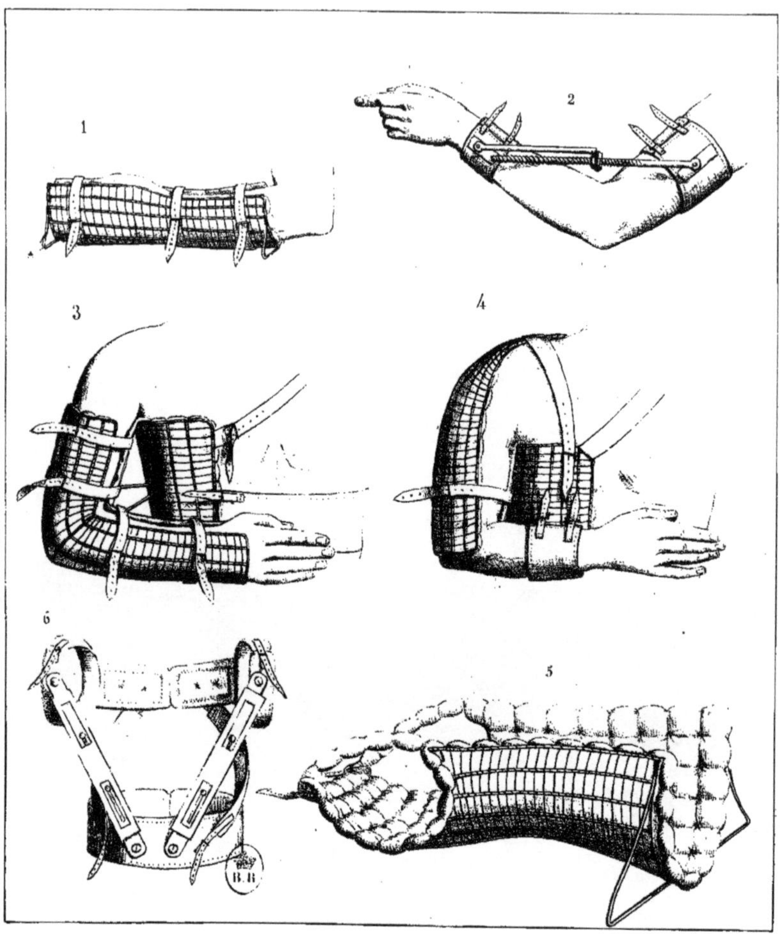

Imp. lith. de H. Storck à Lyon

1. *Gouttière de l'auteur pour immobiliser le poignet dans la position moyenne entre la pronation et la supination*
2. *Appareil de Manget modifié pour étendre ou fléchir le coude.*
3. *Appareil de l'auteur pour immobiliser le coude.*
4. . . . . *idem* . . . . *pour immobiliser l'épaule.*
5. . . . . . *idem* . . . *pour immobiliser la colonne vertébrale, lorsque le malade est couché*
6. . *idem* . . *pour immobiliser la colonne vertébrale, lorsque le malade est debout.*

www.ingramcontent.com/pod-product-compliance
Ingram Content Group UK Ltd.
Pitfield, Milton Keynes, MK11 3LW, UK
UKHW021036260726
13994UKWH00005B/2190

9 782329 372709